Dackel dich schlank

Dein Weg zum Traumkörper

Ein Buch von Kara Kattau

Liebe Leserin,
liebe Diätenfreundin,
liebe Dacklerin,

bist du bereit, loszudackeln?

Diäten sind großartig! Diät. Ein Wort, das uns verfolgt und nicht in Ruhe lässt. Es gibt unzählige Artikel, die dir versprechen, in kürzester Zeit sehr dünn zu werden, unabhängig davon, welche Körperform, welchen Körperbau oder welchen Stoffwechsel du hast. In diesem Buch wirst du die Diät aus einem anderen Blickwinkel betrachten und erkennen warum fast alle Diäten scheitern.

Dieses Buch ist kein Versprechen dafür, dass du in zwei Wochen superschlank bist, denn das kann und will ich dir nicht versprechen. Die *eine* Diät beschreibe ich in diesem Buch nicht, denn das ist völlig unmöglich, da jeder Körper anders ist. Dennoch kann ich dir helfen, damit du deine Diät erfolgreich durchziehst, Ergebnisse siehst und dich in deinem Körper wieder wohlfühlst.

Bevor man eine Diät startet, wird recherchiert, welche die geeignete ist. Oder besser gesagt: Welche die Diät ist, die sich ohne große Mühe und allzu viele Einschränkungen durchhalten lässt und die dabei noch möglichst viel verspricht. Verständlich, wer würde sich auch für eine andere Diät entscheiden?

Bei diesem ersten Schritt, der Auswahl der Diät, scheitert man meistens nicht. Wenn es aber darum geht, die Diät durchzuhalten, geben die meisten schnell auf. Ich kann dir vorab sagen, es liegt nicht an deinem Durchhaltevermögen oder deiner Geduld, sondern viel eher an den fiesen Gedanken, die dich, dein Unterbewusstsein, dein Handeln und dein Verhalten beeinflussen.

Diese fiesen Gedanken entstehen durch inneren Druck und äußeren Einfluss. Durch dieses Buch sollst du ein Verständnis dafür bekommen, wie diese fiesen Gedanken dich beeinflussen und was du dagegen unternehmen kannst.

Let's go, dackel dich schlank!

Wahrscheinlich fragst du dich jetzt, was ein Dackel mit deiner Diät zu tun hat. – Ganz einfach: Stell dir einen Dackel bei der Jagd vor. Der Jagdinstinkt überkommt ihn, er ist geradezu versessen darauf, seine Beute aufzuspüren, sei der Fuchsbau noch so klein. Genau diesen Jagdinstinkt möchte ich in dir wecken. Nur geht es für dich nicht um einen Hasen, sondern darum, Ziele, die du dir vorgenommen hast, zu erreichen. In diesem Buch zeige ich dir, wie du in dein Bewusstsein eindringen und negative Angewohnheiten ablegen kannst.

Du wirst an deine Grenzen kommen. Und dann heißt es für dich: Überwinde deinen inneren Schweinehund. Sei selbstbewusst und fokussiert wie der Dackel bei der Jagd. Jage nach deinem Traumkörper!

Der kleine Motivationscoach, den du grade in deinen Händen hältst, hilft dir, dein Ziel zu erreichen.

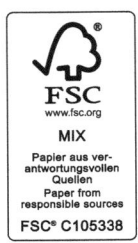

Bibliografische Information der Deutschen Nationalbibliothek: Die Deutsche Nationalbibliothek verzeichnet diese Publikation in der Deutschen Nationalbibliografie; detaillierte bibliografische Daten sind im Internet über dnb.dnb.de abrufbar.

Herstellung und Verlag: BoD – Books on Demand, Norderstedt

ISBN: 9783753471457

Dein Weg zum Traumkörper

Fiese Gedanken – Auswirkungen auf alle Lebensbereiche

In diesem Kapitel möchte ich dir das Ausmaß fieser Gedanken zeigen. Vor allem, wie sehr sie dein ganzes Leben beeinflussen können.

Das Ausmaß von fiesen Gedanken wird dir durch meine folgenden Beispiele wahrscheinlich deutlicher bewusst. Achte konkret darauf, du wirst dich sicher in der einen oder anderen Situation, wenn auch in abgewandelter Form, wiederfinden.

Du bist auf der Arbeit und kennst es nur zu gut: Der Vorgesetzte kommt ins Büro und hat einen seiner ach so großartigen Einfälle. Ein ganz neues Konzept muss her. Du sollst eine komplett neue Aufgabe übernehmen. Die ersten Überlegungen, die dir dazu durch den Kopf schießen: „Weshalb muss ich die Aufgabe übernehmen? Warum immer ich? Ich habe doch sowieso schon so viel zu tun! Wie soll ich das alles schaffen?"
Diese negativen Bedenken sind schon da, bevor du überhaupt weißt, was die Aufgabe beinhaltet. Spinnen wir mal zusammen weiter. Die neue Aufgabe hat natürlich nichts mit deiner üblichen Arbeit zu tun. Da du dich der Entscheidung deines Chefs nicht widersetzen kannst, beginnst du trotzdem schon zu verzweifeln. Mit großem Missmut machst du dich an die Arbeit. Während der Bearbeitung, du hast es schon geahnt, bereitet dir die Aufgabe Schwierigkeiten. Du kommst zu dem Entschluss, dass du dieser nicht gewachsen bist und denkst: „Ich kann das nicht schaffen!"

Die Schwierigkeiten sind für dich bloß noch die Bestätigung, nach der du insgeheim gesucht hattest. Dadurch, dass du schon von Beginn an Zweifel in Bezug auf diese Aufgabe hattest, suchst du unbewusst nach der Bestätigung, dass du der Herausforderung nicht gewachsen bist, und so verwirklicht sich deine Vorahnung in die Realität. Unbewusst sucht dein Unterbewusstsein nur nach Zustimmung, die dich davon abhält weiterzuarbeiten. Nach zahlreichen Eingeständnissen werden die Gedanken noch fieser: „Klar, dass es mir passiert! Ich habe immer Pech. Ich werde die Aufgabe nicht schaffen! Ich bin dem nicht gewachsen." ACHTUNG: Hast du es mitbekommen? Die Gedanken machen dich fertig und sorgen innerlich für eine Blockade. Diese Suche nach der Bestätigung führt dazu, dass Probleme auftreten oder du Fehler machst. Und diese Fehler können Auswirkungen deiner negativen Einstellung sein.

Auch in deinem Freundeskreis oder sozialen Umfeld können sich fiese Gedankenentwickeln. Das Phänomen kann man ganz einfach beobachten:
Du willst dich mit einer guten Freundin treffen, um ins Kino zu gehen. Deine Vorfreude ist groß. Doch kurz vorher sagt sie ab. Zunächst denkst du dir, dass es kein Problem ist, solange sich die Absagen nicht häufen. Schließlich ist alles in Ordnung. Oder?

Das heißt, du bist erst mal „nur" verwirrt, aber es wird schon keinen Einfluss auf eure Freundschaft haben. Denn einmal absagen ist keine große Sache. Am nächsten Tag siehst du jedoch, wie sich genau diese

Freundin mit einer anderen unterhält. Du stößt zu ihnen, sie verstummen und schauen dich an. Da ist es wieder, dieses flaue Gefühl in deinem Bauch. Und sofort fangen die fiesen Gedanken an, pausenlos in deinem Kopf herumzuspuken. Es folgen Bedenken wie: „Habe ich was falsch gemacht? Was ist denn nur los?" – „Ich bin bestimmt wieder in ein Fettnäpfchen getreten!" Auf Anhieb suchst du den Fehler bei dir.

Solche oder ähnliche Überlegungen kommen immer wieder. Sie bringen dich unterbewusst dazu, dass du dich von deinen Freunden distanzierst oder ihnen gegenüber andere Verhaltensweisen aufweist. Die Gedanken haben sich bis in dein Unterbewusstsein vorgearbeitet. Woraufhin dein Unterbewusstsein beginnt, dein Verhalten zu steuern. Hieraus bilden sich neue Verhaltensweisen wie Zurückhaltung oder die eben erwähnte Distanzierung.

Allzu oft lassen dich die fiesen Gedanken ein unsicheres Verhalten ausüben, ohne dass du es bemerkst. Ein unsicheres Verhalten gegenüber Freunden könnte sein, dass du dich öfter für Kleinigkeiten bei ihnen entschuldigst oder ihnen kaum etwas über dich erzählst.

Das neue Verhalten fällt einem selbst meistens nicht auf, da das Unterbewusstsein es unbewusst steuert. Jedoch wird es deinen Freunden auffallen.

Die fiesen Gedanken beeinflussen dein Verhalten und somit auch die Beziehung zu deinen Freunden. Neue Verhaltensmuster werden so verinnerlicht, dass es nur schwer gelingt, die Freundschaften so weiterzu-führen wie vor den fiesen Gedanken.

Ein ähnliches Beispiel. Stell dir vor, du entdeckst deine beiden besten Freundinnen in der Stadt beim Shoppen. Ohne dich! Ein Mann würde jetzt sagen: „Was ist daran so schlimm?" Aber wir Frauen verstehen das nur zu gut. Du siehst deine beiden Freundinnen, die dich noch nicht bemerkt haben. Sie lachen, tratschen und du bist nicht mit von der Partie. Prompt kommen die ersten negativen Gedanken bei dir auf: „Warum unternehmen sie etwas ohne mich? Sie hätten mich wenigstens fragen können! Sie mögen mich nicht, sonst hätten sie doch gefragt, ob ich mit-kommen möchte."

Machen wir hier einen Cut. Festhalten lässt sich, dass man auch in dieser Situation auf Anhieb den Fehler bei sich sucht. Ein neues Verhaltensmuster wird angelegt, die Beziehung zu den Freundinnen ändert sich.

Die fiesen Gedanken kennen keine Grenzen, auch nicht in der Liebe. Deshalb nun erst einmal zu jenen, die noch single sind, was natürlich nicht heißt, dass alle vergebenen Frauen jetzt aufhören sollen zu lesen. Denn auch liierte Frauen können von ähnlich fiesen Gedanken betroffen sein.

Stellt sich nicht jeder Single dieselbe Frage: Warum habe ich keinen Partner / keine Partnerin?

Du ruhst dich nach einem harten Arbeitstag aus und guckst dir im TV eine Liebesschnulze an. Dabei schmachtest du den Hauptcharakter an und hoffst auf ein Happy End. Während des Filmschauens kommt ein Gefühl der Einsamkeit in dir auf und du fragst dich: „Warum bin ich eigentlich Single?" Sobald du dir diese Frage stellst, schaltet sich dein Unterbewusstsein ein und beginnt, nach Antworten zu suchen.

Dadurch, dass das Unterbewusstsein keine Antwort auf diese Frage kennt, kommen fiese Gedanken auf wie: „Ich bin ja eh hässlich" oder „Ich könnte dünner sein, denn das ist es, was jeder mag". Du stellst dich selbst schlecht dar. Aber wieso?

Dein Unterbewusstsein hat keine Antwort auf die Frage, warum du Single bist. Deshalb nutzen die fiesen Gedanken die Gelegenheit aus. Sie legen dir teils bösartige Antworten vor und sorgen dafür, dass du dir über diese den Kopf zerbrichst. Auch deine Selbstzweifel können das Verhalten gegenüber möglichen Partnern oder Partnerinnen ändern. Denn nicht nur durch eine Situation, in der ein anziehendes Geschlecht gar nicht maßgeblich beteiligt war, sondern auch durch das Interagieren mit diesem können die Gedanken und damit dein Unterbewusstsein sowie das Verhalten gegenüber dem anderen Geschlecht verändert werden.

In einer Partnerschaft lassen sich diese fiesen Gedanken ebenfalls wiederfinden. Du kommst nach Hause, musstest mal wieder länger arbeiten und bist total gestresst. Dir fällt auf, dass noch der Haushalt gemacht werden muss. Als dein Partner oder deine Partnerin nach Hause kommt, ist die erste Frage: „Was gibt es heute zu essen?" Als ob dein Tag nicht schon anstrengend genug gewesen ist, sollst du dir jetzt auch noch überlegen, was es zu essen gibt und dich an den Herd stellen?

Da haben wir es. Anstatt dir zu überlegen, was du kochen könntest, oder deinen Partner/ deine Partnerin nach einer Idee zu fragen, wirst du von negativen Gefühlen überflutet.

All diese negativen Ansichten ändern nicht nur deine Verhaltensweise, sondern teilweise auch deine ganze Lebensweise. Dies kann sich unter anderem so äußern, dass du dich einschränkst, zurückziehst oder an Selbstbewusstsein verlierst. Eine andere Lebensweise kann sich schon durch deine Verhaltensänderung ergeben. Das Schema ist einfach. Du agierst und andere reagieren oder andere agieren und du reagierst. So kann eine Situation durch die Reaktion von anderen Menschen auf dein Verhalten vollkommen anders verlaufen und dein komplettes Leben ändern.

Hierzu ein Beispiel zur Veranschaulichung. Du befindest dich in einem Bewerbungsgespräch, bist selbstbewusst und kommunikativ. Die Arbeitgeber reagieren nun auf dein positives Verhalten und stellen dich ein.

Durch dein positives Auftreten hast du dein Leben verändert. Nun hast du neue Kollegen, ein neues Arbeitsumfeld und neue Chancen. Aber dein Lebensweg kann natürlich auch negativ beeinflusst werden. Du befindest dich wieder bei einem Bewerbungsgespräch, legst ein unsicheres Auftreten an den Tag und bist aus Sicht des Arbeitgebers zu zurückhaltend. Du erhältst eine Absage. Genau so etwas kann passieren, wenn fiese Gedanken deine Lebensweise zu stark beeinflussen. Veränderst du dein Verhalten, so kann eine Situation vollkommen anderes verlaufen. Das Leben läuft nach einem einfachen Schema ab: Du agierst und andere reagieren. Also liegt der Schlüssel darin, wie du agierst. Oder einfacher gesagt: Dein Verhalten ist der Schlüssel zu deinem Glück oder Unglück.

Leider kommen durch Misserfolge oft unsere schlechten Gewohnheiten zum Vorschein: Frustessen oder andere Marotten, die dem Körper nicht guttun, die aber dafür sorgen, dass du dich zumindest für den Moment wohlfühlst.

Jetzt solltest du einen Einblick bekommen haben, wann fiese Gedanken auftauchen. Wenn du zukünftig auf deine Gedanken achtest, findest du sicher auch ein paar dieser fiesen dabei. Denk daran, sie können dich in vielerlei Hinsicht beeinflussen!

Wenn du dich in diesem Kapitel wiedergefunden hast, sehr gut, dann hast du dein Verhalten analysiert, hast fiese Gedanken wahrgenommen und erkannt und bist nun bereit, an dir zu arbeiten.

Gefangen im Teufelskreis

Die im vorigen Kapitel beschriebenen Situationen weisen alle das gleiche Schema auf, welches immer wieder durchlaufen wird. Du bist in einem Teufelskreis gefangen. Sieh dir das folgende Schaubild an und du wirst verstehen, warum es dir so schwerfällt, eine Diät durchzuhalten.

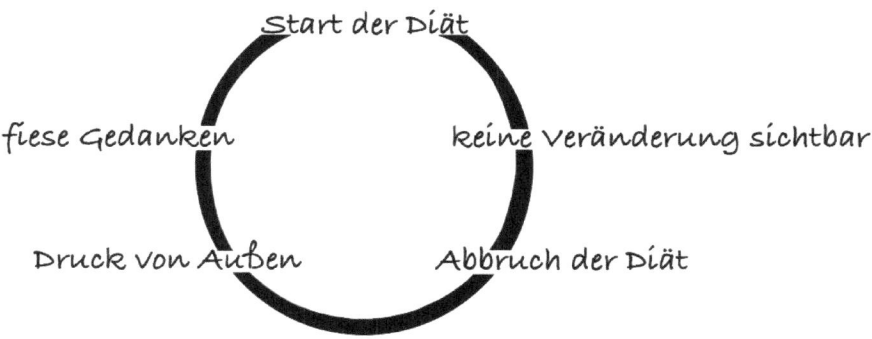

Nehmen wir an, du liegst auf dem Sofa, schaust eine Serie und merkst, wie sich die ersten fiesen Gedanken anbahnen. Sie kreisen um das Singledasein und wieder fragst du dich, warum du allein bist. Du fühlst dich unwohl und bist unglücklich über die Situation. Du denkst: „Ich bin hässlich, keiner will mich." Oder: „Ich hab schon wieder zugenommen und bin nur am Essen!" Diese Denkweise drängt dich dazu, etwas an deiner Situation ändern zu wollen. Während du angestrengt darüber nachdenkst, was genau du denn ändern könntest, landen eine Tüte Chips und eine halbe Tafel Schokolade in deinem Bauch. Im ersten

Moment schießen deine Glückshormone durch die Decke, im nächsten Moment sucht dich jedoch das schlechte Gewissen heim. Du hast beschlossen, dass das Beste für dich eine Diät ist. Also holst du dein Handy heraus und informierst dich über die unterschiedlichen Diäten. Unter Tausenden Artikeln fällt dir einer ganz besonders auf: „Blitzschnell schlank, so gehts!" Der Artikel verspricht dir, dass du innerhalb einer Woche abnimmst, wenn du ein spezielles Getränk trinkst. Nun hast du eine Diät gefunden, aber eine Geheimzutat fehlt dir noch: Das Wissen, wie du den Teufelskreis durchbrichst.

Der Teufelskreis setzt sich nun fort, indem du die passende Diät für dich gefunden hast und sofort damit startest. Doch selbst nach einer Woche leuchtet dir auf der Waage immer noch dieselbe Zahl entgegen.

Der dritte Schritt des Teufelskreises ist erreicht: Keine Veränderung ist sichtbar. Du beschließt, dass es keinen Sinn macht, und brichst die Diät ab. Die fiesen Gedanken haben dich dazu getrieben, aufzugeben, oder besser gesagt, sie haben dich daran gehindert, die Diät durchzuziehen.

Erkennst du den Kreislauf, in dem du und viele andere sich befinden?

Am besten versteht man die Auswirkungen von fiesen Gedanken anhand von zwei Symbolen. Dem Kreis und dem Labyrinth.

Der Kreis steht für die immer wiederkehrenden Gedanken. Wie du weißt, hat ein Kreis kein Ende und keinen Anfang – genauso verhält es sich auch mit den negativen Bedenken. Wenn sie einmal da sind, ist es schwer, sie wieder loszuwerden.

Das Labyrinth symbolisiert deine Verhaltensmuster, die sich durch die fiesen Gedanken gebildet haben, besser gesagt beschreibt es die Auswirkungen auf die Lebensbereiche.

Jetzt ist es noch wichtig zu verstehen, in welcher Beziehung die Symbole miteinander verbunden sind. Zuerst kommt der Kreis mit seinen immer wiederkehrenden Bedenken. Sobald du in dem Kreislauf gefangen bist, beginnst du, dich in dem Labyrinth aus Verhaltensmustern zu verrennen. Durch die negative Denkweise veränderst du dein Verhalten. Und weil diese Gedanken immer wiederkehren, festigen sich die Verhaltensmuster in deinem Unterbewusstsein. Nur ein fieser Gedanke kann dich unterbewusst so steuern, dass du negative Verhaltensmuster an den Tag legst. Dementsprechend verirrst du dich immer weiter im Labyrinth, bis du keinen Ausweg mehr findest. In jedem Labyrinth gibt es falsche Wege, die dich nicht an dein Ziel bringen. Ich nenne diese falschen Wege „Blockaden". Stößt du auf eine solche Blockade, wirst du wütend, verzweifelt oder hasserfüllt. Blockaden können Probleme sein, die dich gerade beschäftigen. Und genau diese Blockaden sind häufig der Auslöser für neue fiese Gedanken.

Halten wir fest: Fiese Gedanken haben eine solche Kraft, dass sie dich nicht nur von einer Diät abhalten, sondern auch dein ganzes Leben verändern können.

Die Scheinwelt der Influencer*innen

Influencer sind großartig, nicht wahr? Immer gut gelaunt und dabei sehen sie auch noch perfekt aus. Einfach makellos! Aber vor allem lassen sie all das so einfach wirken. Von der morgendlichen Routine über das tägliche Training oder das Einhalten von Diäten. Das alles scheint ein Klacks zu sein!

Man möchte so sein wie sie.
Dabei sollte dir bewusst sein, welche Tricks Influencer verwenden, um ihr Leben, ihren Körper und alles um sich herum so perfekt und einfach aussehen zu lassen.

Vor Hunderten von Jahren galten korpulente Frauen als die attraktivsten Frauen der Welt. Als dünne Frau hatte man da schlechte Karten. Wenn man sich heutzutage die Laufstege dieser Welt anschaut, dann wird schnell deutlich, dass sich der Trend umgekehrt hat.
Mittlerweile sieht ein perfekter Frauenkörper wohl wie folgt aus: nicht zu groß, 90-60-90, leicht trainiert. Aber bitte nicht zu muskulös, denn das empfinden viele wiederum als zu maskulin. Außerdem sollte Frau von heute natürlich hübsch sein, ein pickelfreies Gesicht, große Lippen und eine gerade Nase haben. Genau so oder so ähnlich stellt man sich den Traumkörper vor. Nicht nur, dass du dich bemühst, ein makelloses Äußeres zu bekommen, gleichzeitig versuchst du, keinen einzigen Trend zu verpassen.
Jeder läuft doch immer diesem einen Trend nach, meinst du nicht auch?

Mal lange Haare, mal blonde und gelockte Haare. Wäre da nicht Popstar XY, der gezeigt hat, dass kurze braune Haare im Moment viel cooler sind. Diese Jeans, die muss ich haben! Das T-Shirt sowieso! Besitzt du nicht die Klamotten, die modisch und trendig sind, gehörst du meist schon nicht mehr dazu. Dabei willst du doch unbedingt dazugehören. Jeder will dazugehören. Wer jetzt was anderes behauptet, belügt sich selbst. Man möchte beliebt sein und zu den großartigen und lustigen Menschen gehören. Zu den Menschen, die jedermann mag. Dieses Gefühl, dass andere einen bewundern, ist großartig. Allzu oft versuchst du, dieses Gefühl zu bekommen, indem du dir bestimmte Klamotten kaufst oder Trends mit-machst, denen du blind hinterherläufst. Druck baut sich in dir auf, wenn du nicht das neuste Modestück hast. Es könnte sein, dass du ausgeschlossen wirst. Ein anderer Grund ist, dass du Angst hast, nicht mit anderen Leuten mithalten zu können. Vor allem unter Freunden passiert das oft, auch wenn man es oftmals nicht beabsichtigt hat.

Der Druck, nicht dazuzugehören, und der ständige Wettbewerb machen dir große Angst. Dennoch lässt du dich unterbewusst davon leiten. Du versuchst, vor dieser Angst zu flüchten, indem du dem Drang in dir nachgibst und Influencer*innen nachahmst. Denn die wissen schließlich genau, was gerade im Trend ist. Und durch den passenden Filter sieht das Ganze gleich noch viel besser aus!

Aber wo schummeln diese denn jetzt genau? Ich sage gar nicht, dass das alle tun, aber die meisten schon. Man braucht keine professionelle Ausbildung, um zu erkennen, dass ein Bild mit einem Filter versehen ist. Die bekannteste Mogelei wird wohl das Bearbeiten von Bildern sein. Bevor man ein Bild auf eine soziale Plattform hochlädt, darf ein Filter natürlich nicht fehlen. Was wäre ein neues Bild ohne einen Filter, welcher das Bild noch mal „verschönert". Die Augen werden strahlender, die Lippen dicker, das Gesicht dünner. Die Person auf dem Bild ist zwar immer noch dieselbe, dennoch hat sie auf einmal eine schmalere Nase, schönere Haut und steht im „perfekten" Licht da. Kaum wiederzuerkennen. Aber vermeintlich schöner als vorher. Ein Trugschluss. Ich sage dir, nichts ist schöner als du selbst in einer Momentaufnahme. Und das ganz ohne irgendeinen Filter.

Jedoch gehen Influencer*innen noch einen Schritt weiter. Sie nutzen nicht nur Filter, sondern auch spezielle Programme, um ihre Bilder zu bearbeiten. So wird mal hier ein Pickel retuschiert oder da die Taille etwas schlanker gemacht.

Das Tricksen fängt allerdings schon an, bevor das Foto aufgenommen ist. Denn viele nutzen bestimmte Körperhaltungen, die sie auf dem Bild vorteilhafter aussehen lassen. So gibt es Positionen, die einen schlanker wirken lassen, als man ist. Ein sehr beliebter, aber auch einfacher Trick ist zum Beispiel das Einziehen des Bauches oder das Anspannen von

Muskeln, damit man sportlicher aussieht. Auch der Winkel der Kamera ist dabei sehr wichtig. Hier kann man ebenfalls viel schummeln und wegtricksen.

Schminke lässt dich angeblich nicht nur schöner aussehen, sondern kann auch helfen, schlanker zu wirken. So kann man sich durch das richtige Make-up und mithilfe von bestimmten Schattierungen dünner schminken, als man ist. Einige, die dazu noch sportlich wirken wollen, malen sich zum Beispiel ein Sixpack auf oder heben andere Muskelpartien hervor.

Andere Influencer gehen noch weiter und unterziehen sich einer Schönheitsoperation. Oftmals gerät beim Betrachten der Bilder in Vergessenheit, dass die Person auf dem Bild etwas machen lassen hat, oder man weiß es schlichtweg nicht. So verliert man den Bezug zur Realität, weil man denkt, dass das perfekte Äußere natürlich ist, und nicht, dass hier durch eine Schönheitsoperation nachgeholfen wurde.

Die meisten Tricks sind dem einen oder anderen bestimmt bekannt. Aber Wahnsinn, wo man alles schummeln kann, nicht wahr? Da fällt es schwer, zu sagen, was echt und was Fake ist und was überhaupt noch der Wahrheit entspricht.

Die Tricks und Betrügereien durch bearbeitete Bilder sind natürlich nicht das, was ich dir in diesem Kapitel vermitteln möchte. Es geht hier lediglich um die Verdeutlichung des Einflusses, den Influencer und Influencerinnen auf dein alltägliches Leben haben, und wie du dich dadurch manipulieren lässt. Meine

Message an dich: Es ist nicht alles so schön, wie es aussieht. Pass auf, was wirklich der Realität entspricht und was du lieber unter der Kategorie „Fake" einordnen solltest.

Aber was hat das jetzt mit fiesen Gedanken und Diäten zu tun?

Die Influencer kreieren durch ihre Tricks und Schummeleien eine neue Scheinwelt. Sie illustrieren eine Realität, die so nicht existiert. Diese Welt scheint oft der Wahrheit zu entsprechen, weshalb es dir so schwerfällt, Realität und Scheinwelt auseinanderzuhalten. Dazu kommen nun der Wettbewerbsdruck und die Angst, nicht mehr dazuzugehören.

Nun versucht doch jeder, irgendwelche Vorbilder nachzuahmen, um dem Druck zu entkommen.

Du entwickelst oft den Wunsch, genauso „schön" und schlank zu sein. Jedoch beachtest du hierbei nicht, dass dieser Wunsch sich nicht erfüllen kann. Denn du hast einen Wunsch mit dem Anspruch auf eine nicht existierende Realität. Heißt: Du hast einen Wunsch, der sich gar nicht in die Realität umsetzen lässt. Weil du von den Influencern aber tagein, tagaus auf den sozialen Plattformen gezeigt bekommst, dass die Scheinwelt Realität zu sein scheint, verschwimmt die Linie zwischen Realität und „Fake-Welt", und du kannst kaum noch zwischen den beiden Welten unterscheiden. Somit bist du überzeugt, dass dein unrealistischer Wunsch wirklich funktionieren könnte.

Diese Überzeugung löst bei dir neue fiese Gedanken aus. Aber wieso nur?

Oft gibst du dir die Schuld, nicht genauso schlank oder schön wie andere Personen zu sein. Dabei beachtest du aber nicht, dass der Wunsch sich nicht in die Realität umsetzen lässt. Du suchst den Fehler wieder einmal bei dir, da du der festen Überzeugung bist, die Influencerwelt sei Realität. So verzweifelst du, wenn du nicht genauso perfekt bist. Dadurch, dass du den Fehler bei dir selbst suchst und dir die Schuld gibst, kommen immer neue fiese Gedanken hinzu.

Eine Gesellschaft, die deine fiesen Gedanken füttert

Die Gesellschaft bringt dir im Leben so viel bei. Man lernt von ihr alle Werte und Normen, egal wo und wie man aufgewachsen ist. Es ist wie die Nabelschnur zwischen einer Mutter und ihrem Neugeborenen. Das Neugeborene vertraut darauf, dass ihm geholfen wird. Du vertraust der Gesellschaft blind.

Ich zeige dir im Weiteren einige Situationen, die dich verunsichern, ängstlich werden lassen oder verletzen können. In solchen Situationen zweifelt man oft an sich selbst oder an dem Weg, den man eingeschlagen hat.

Ein sehr beliebtes Thema sind die Kommentare zu Bildern oder Videos, die du im Internet veröffentlicht hast. Sei dahingestellt, ob du diese Kommentare sofort nachdem hochladen erhältst, sprich, sie werden unter das Bild geschrieben, oder du bekommst eine persönliche Nachricht. Oder dir wird beim nächsten Treffen die Meinung zu deinem kürzlich veröffentlichten Foto unter die Nase gerieben. Natürlich sind diese Kommentare in den meisten Fällen keine Komplimente. Man erwartet beinahe schon Reaktionen wie: „Zieh dir auf deinem nächsten Bild mal mehr an!" Oder: „Dass du dich traust, so was hochzuladen."

Solche Kommentare sind verletzend. Ein Teil der Gesellschaft vermittelt dir auf diese Weise, dass du dich anzupassen hast und dich so verhalten sollst, wie er es gern hätte. Daher tendieren die meisten dazu, keine schönen Urlaubsfotos mehr hochzuladen. Denn dies kann ein gewagter Schritt sein, der von anderen sofort geahndet wird.

Einige Menschen haben dazu noch schlechte Absichten, vor allem wenn Neid oder andere negative Gefühle im Spiel sind.

Aber nicht nur Kommentare im Internet können dich an dir zweifeln lassen. Da gibt es auch diejenigen, von denen du gut gemeinte Ratschläge bekommst, ohne danach gefragt zu haben: „Das Kind braucht doch eine Mütze, es ist kalt draußen." Oder: „Ist die Kleine nicht viel zu alt für den Schnuller?" Solche und ähnliche Aussagen nerven nicht nur, sondern lassen dich infrage stellen, ob du das Richtige tust. Eine frisch gebackene Mutter weiß nicht immer, was richtig oder falsch ist, und handelt eher intuitiv. Aber dadurch, dass du nie wissen kannst, was das Richtige oder Falsche ist, überdenkst du dein Verhalten und bist unsicher.

Jeder Mensch hat einen anderen Geschmack und lebt diesen so gut er kann aus. Manche lieben Tattoos, andere lieben bunte Haare, wiederum andere sind am ganzen Körper gepierct. Geschmäcker sind unterschiedlich und bringen eine große Vielfalt mit sich. Jedoch sieht das nicht jeder so. Abwertende Bemerkungen oder böse Blicke sprechen für sich. „Die Haarfarbe ist aber ziemlich gewagt!" Oder: „Na ja jeder muss selbst wissen, was die Definition von ‚schön' ist. Meine ist es auf jeden Fall nicht." Solche

Aussagen versucht man meist zu ignorieren, unterbewusst sorgen sie jedoch dafür, dass du dich gekränkt fühlst. Du versuchst, dich und deinen Geschmack zu verteidigen, und das nur, weil jemand meint, dass dein Auftreten oder dein Äußeres nicht seinem Geschmack entsprechen und nicht normal sind. Aber sind wir mal ganz ehrlich: Was ist denn die Definition von „normal"?

Häufig kommt dir das Gefühl unter, dass du es anderen nicht recht machen kannst. Sagst du „A", sagt jemand anders „B". Sagst du „B" – und du ahnst es schon –, sagt dein Gegenüber „A".

Im engeren Sinne füttert nicht nur die Gesellschaft dich mit fiesen Gedanken, sondern auch die Familie. Die Menschen, die man am meisten liebt, verletzt man auch am meisten. Dadurch, dass man sich so nahesteht, können Kommentare sehr schmerzhaft sein. Sätze wie „Dieses Kleid lässt dich dick wirken!", „Du solltest mehr auf deine Figur achten!" oder „Iss das lieber nicht, das geht nur auf deine Hüften!" wirken deutlich schlimmer, wenn sie von einem Familienmitglied kommen. Neue Zweifel machen sich bei dir breit, weshalb du das Kleid doch nicht kaufst oder das Kuchenstück lieber liegen lässt. Und wer hätte es gedacht? – Diese Zweifel erzeugen neue fiese Gedanken.

Wie am Anfang des Kapitels erwähnt, bringt dir die Gesellschaft viel im Leben bei. Denn von klein auf machst du positive wie auch negative Erfahrungen, welche dich prägen und sich in deinem Unterbewusstsein verankern. Die Öffentlichkeit hat dir eine gewisse Art des Denkens antrainiert beziehungsweise dir ihr Mindset vermittelt.

Zudem üben die Menschen einen unglaublichen Druck auf dich aus, damit du dich anpasst. Denn die Gesellschaft will, dass du nach bestimmten Kriterien lebst. Verhältst du dich nicht so, wie es von dir verlangt wird, wirst du zum Außenseiter. Und keiner möchte das Gefühl haben, ein Außenseiter zu sein. Es ist eine Art Druckmittel, das deine Mitmenschen benutzen. Handelst du, wie alle anderen es dir vorleben, ist alles in Ordnung. Denn nur dann spielst du nach den Spielregeln der Gesellschaft.

Wie ruft die Gesellschaft aber nun die fiesen Gedanken hervor? Für dein Handeln bekommst du Kritik, da es nicht den Erwartungen der Öffentlichkeit entspricht. Du sollst dich anders benehmen. Mit deinem aktuellen Verhalten hältst du dich nämlich nicht an die Spielregeln. Also versuchst du, dich anzupassen, zu verstellen oder zu verbiegen, sodass die Menschen um dich herum dich akzeptieren.

Die Gesellschaft hat uns im Griff wie der Marionettenspieler seine Marionetten. Trotzdem vertraust du ihr vollkommen und glaubst meistens alles, was dir erzählt wird.

Auf gar keinen Fall sollst du jetzt alles hinterfragen und jedem misstrauen. Überdenke die Aussagen der Personen, mach dir dein eigenes Bild darüber und schaue, wie viel Wahrheit in dem Gesagten steckt. Die unnötigen Sachen solltest du dir niemals zu Herzen nehmen. Lebe dein Leben, wie es dir am besten gefällt, und lass dir von niemandem etwas vorschreiben. Denn nur du weißt, was das Beste für dich ist.

Also mach dein Ding! Die Gesellschaft hat sowieso immer etwas auszusetzen. Das Wichtigste ist, dass du dir treu bleibst, dich mit dem, was du tust, wohlfühlst und den Glauben an dich selbst nie verlierst.

Denn nur wer sich treu bleibt, kann an sich arbeiten und eine Diät bewältigen.

Der größte Zweifler bist du selbst

Selbstzweifel. Die Skepsis gegenüber sich selbst. Das fehlende Selbstvertrauen. Das fehlende Selbstwertgefühl und das fehlende Selbstbewusstsein. Immer vom Negativsten ausgehen, nur um nicht enttäuscht zu werden. Lieber an sich selbst zweifeln und positiv überrascht werden, statt mutig und mit positiver Einstellung durchs Leben zu gehen.

Selbstvertrauen. Du hast kein Vertrauen in dich. Wer soll es dann haben?
Das fehlende Selbstvertrauen führt dazu, dass du den Meinungen von Fremden mehr Vertrauen schenkst als deinem eigenen Bauchgefühl. Folgendes habe ich vor Kurzem erlebt: Ich war shoppen und konnte mich bei einer Jacke absolut nicht zwischen den Farben Grün und Blau entscheiden. Aber warum? Ich wollte keinen Fehler begehen, obwohl es eine so einfache Sache war. Nicht dass ich den Kauf später bereuen würde, weil ich doch lieber die andere Farbe genommen hätte. So stand ich da und war mir unschlüssig. Kurzerhand bat ich eine Verkäuferin, die ich noch nie zuvor gesehen hatte, um ihre Meinung. Doch wieso habe ich einer völlig Fremden diese Wahl überlassen? Meine Wahl!
Auch wenn ich es im Endeffekt selber bestimmt habe, gab ich ihr die Macht, für mich zu wählen.
Ich wollte die Verantwortung loswerden. Auf diese Weise hätte ich später sauer auf die Verkäuferin sein können, wenn ich den Kauf doch bereut hätte, anstatt sauer auf mich selbst zu sein. Es war mir lieber, dass

die Verkäuferin einen Fehler macht, anstatt mir selbst zu vertrauen, dass ich die richtige Entscheidung treffen kann.

Durch mein fehlendes Selbstvertrauen gab ich einer völlig fremden Person die Kraft, für mich zu entscheiden. Auch wenn es nur ein einfacher Entschluss war.

Ich habe ihr mehr vertraut als der Person, die ich schon mein ganzes Leben lang kenne. Mir selbst. Das mag jetzt für einige dramatisch klingen, denn es war ja nur der Kauf einer Winterjacke. Aber wie oft bittest du andere Menschen um Rat, auch wenn es sich nur um Lappalien handelt. Von komplizierteren Sachverhalten fangen wir gar nicht erst an. Manche möchten mir jetzt bestimmt entgegnen, dass der ein oder andere aber mehr Erfahrung in einer bestimmten Sache hat. Und das mag auch stimmen. Aber keiner kann dir versprechen, dass diese Erfahrung dir bei deinem Problem hilft.

Die Verantwortung, einen Fehler zu begehen, macht dir so viel Angst, dass du meistens kein Vertrauen in dich selbst hast. Denn keiner möchte sich gerne einen Fehler eingestehen, obwohl man oft hört „Fehler sind menschlich". Dennoch zweifelt man daran. So vertraust du lieber anderen als dir selbst, um der Verantwortung zu entgehen. Der Zweifler in dir ist größer als das Vertrauen in dich.

Die Verbindung von Selbstvertrauen und Diäten ist ganz einfach: Motivation und Tun. Selbstzweifel wie „Ich halte das doch eh nicht durch!", „Ich könnte niemals ohne Schokolade!" oder „Die Zeit für die Diät und das Kochen finde ich nicht!" verurteilen dich zum Scheitern, bevor du überhaupt mit der Diät begonnen hast. Diese Selbstzweifel zeigen, dass du dir nicht zutraust, die Diät zu schaffen.

Selbstwertgefühl. Jeder Mensch hat einen gewissen Wert. Dies mag einigen zu hart klingen, aber es ist so. Das Wichtigste, was du wissen solltest, ist, dass du dir diesen Wert selbst zuschreibst. Du kennst sicherlich den Spruch: „Man ist nur so alt, wie man sich fühlt." Genauso verhält es sich mit dem Selbstwertgefühl. Wie definierst du dich selbst? Mit welchen Eigenschaften? Sind es mehr positive oder negative? Man neigt gerne dazu, sich eher mit negativen als mit positiven Wörtern zu beschreiben. „Schon wieder eine Jobabsage. Aber sind wir mal ehrlich, ich habe die Voraussetzungen sowieso nicht zu 100 Prozent erfüllt." Oder: „Ich war es wohl nicht wert, dass er bei mir geblieben ist." All die negativen Aussagen, mit denen du dich beschreibst, fügen sich wie viele Puzzleteile zu einem Bild zusammen. Egal, wie du dich darstellst, du hast ein Bild von dir selbst.

Dieses Bild, das du verinnerlicht hast, wird nur allzu oft von der Außenwelt bestätigt. Habe ich recht? Wenn du sagst: „Ich bin zu dick für Kleidergröße S." Dann wirst du nicht in Kleidergröße S hineinpassen.

Anders gesagt, wird sich dein Verhalten deiner Ansicht oder deinem Glaubenssatz anpassen. Du wirst aufgrund dessen Sachen machen, die nachteilig für eine Diät sind. Zum Beispiel wirst du mehr essen, weil du sowieso davon ausgehst, dass du nie in Kleidergröße S passen wirst.

Man sucht regelmäßig nach der Bestätigung, dass man mit dem Bild, welches man sich von sich selbst geschaffen hat, richtig liegt. „Das ist so typisch, dass ich wieder mal schlecht in dem Spiel bin." Oder: „Siehst du, die Hose in S passt nicht. Ich habe wieder zugenommen, habe ich doch gesagt." Aber das die Hose in S eingegangen ist oder einfach nur kleiner ausfällt, ziehst du gar nicht in Betracht. Man versucht immer, das negative Bild, das man von sich hat, zu bestätigen.

Eines der schweren Dinge beim negativen Selbstbild ist es, Komplimente von anderen anzunehmen.

Hier ein Kompliment, da ein Kompliment. Jeder bekommt hin und wieder mal eins. Meist ist es jedoch sehr schwer, sich selbst davon zu überzeugen, dass die schönen Worte der Wahrheit entsprechen.

Denn es stimmt in der Regel nie mit dem Bild überein, das du von dir selbst hast. Vielen fällt es deshalb schwer, ein Kompliment anzunehmen und sich darüber zu freuen, ohne dass die Gedanken vom Kompliment hin zu den Besonderheiten geleitet werden, die dir an deinem Körper nicht gefallen. Durch die Unstimmigkeit zwischen deinem Selbstbild und den Schmeicheleien zweifelst du in den meisten Fällen an der Wahrheit des Kompliments, hältst es für eine reine Höflichkeitsfloskel und behältst das negative Selbstbild von dir bei.

Dein Selbstbild kann sich durchaus noch verschlimmern. Und zwar dann, wenn du einen „Fehler" gemacht hast. Der Begriff Fehler ist sehr dehnbar. Also was genau ist ein Fehler? – Ein Fehler ist dir genau dann unterlaufen, wenn du denkst: „Hätte ich es bloß anders gemacht, so war es nicht richtig!" Fehler und Schwächen sind die Bestätigung, die dein negatives

Selbstbild erhalten. Sobald man nur einen Fehler begeht, hält man sich diesen Tage, Wochen oder sogar Jahre vor. Aber warum? Jeder strebt nach Perfektion und um sich dieser Perfektion anzunähern, versucht man, keinen Fehler zu wiederholen.

Obwohl du ein eindeutiges Bild von dir selbst und deinem Wert hast – es sei dahingestellt, wie dieses Bild aussieht –, suchst du oft trotzdem Anerkennung und Bestätigung bei anderen. „Steht mir die Farbe?" Oder: „Sehe ich in der Hose nicht dick aus?" Zwar hast du ein deutliches Bild von dir, dennoch brauchst du diese Bestätigung, um dich etwas wertvoller zu fühlen. Also gibst du den anderen die Macht, deinen Wert zu bestimmen, weil du dich selber für wertloser hältst, als es deine Mitmenschen tun. Du lässt dir einen Wert zuschreiben von einer Person, die niemals wissen kann, wie wertvoll du bist. Dabei spielt es keine Rolle, wie nah du dieser Person stehst. Nur du selbst kannst erkennen, wie wertvoll du bist. Du bist nur so viel Wert, wie du selbst denkst, dass du wert bist.

Dadurch, dass man sich nur wenig Wert zuschreibt, bleiben Potenziale und Talente häufig verborgen, da man sie nicht nutzt und ihnen keine Chance gibt, sich zu zeigen. Dabei können genau dies auch Potenziale oder Fähigkeiten sein, die dir fehlen, um eine Diät durchzuhalten.

Selbstbewusstsein. Sich seiner selbst bewusst werden: Wer bin ich und was kann ich? Kennst du dich wirklich so gut, wie du oftmals denkst? – Ich glaube nicht. Gedanken, Verhalten und Gefühle haben sich häufig so im Unterbewusstsein verankert, dass diese nur automatisch abgerufen werden. In vielen Fällen weiß man nicht mal mehr, ob man glücklich ist oder was einen überhaupt glücklich macht. Ein Beispiel: Nenne 10 Dinge, die dich heute glücklich gemacht haben. Gar nicht so einfach, oder?

Das Unterbewusstsein steuert dein Handeln und sorgt so für einen fortwährenden Kreislauf, in dem du gefangen bist. Oftmals ist man sich nicht einmal darüber bewusst, wie automatisch sich alles abspielt. Ängste, schlechte Erfahrungen und fiese Gedanken leiten und steuern dich.

Ein Mensch, der sich seiner selbst bewusst ist, kann genau dies lenken und kommt so aus dem Kreislauf heraus. Wird man sich seiner selbst bewusst, so kann man dem Kreislauf entkommen und die Diät starten.

Befreie dich von den fiesen Gedanken

Schauen wir nun auf die Gemeinsamkeiten der letzten Kapitel. Das Offensichtlichste ist, dass es in allen Kapiteln darum geht, die fiesen Gedanken zu bekämpfen, die uns alle heimsuchen können. Und du weißt bereits, wodurch diese fiesen Ansichten entstehen: durch inneren und/oder äußeren Druck.

Zur Wiederholung: Dieser Druck ruft neue fiese Gedanken hervor und beeinflusst dich in deinem Handeln.

Gefühle und Gedanken, die einen direkten Einfluss auf dein Verhalten haben, werden als „kognitives Verhalten" beschrieben. Diese Gefühle werden von dem inneren und äußeren Druck beeinflusst. Vor allem durch Ereignisse, Wahrnehmungen und die eigene Einstellung. Im Endeffekt wird dein Leben durch diesen Druck eingeschränkt, da du dich von ihm leiten lässt.

Du glaubst noch nicht ganz daran, dass Gefühle und Gedanken so viel Einfluss auf dein Verhalten haben? Du bist skeptisch? Oder ganz im Gegenteil: Es kommt dir logisch vor und du hast selbst schon zu diesem Thema recherchiert?

Hier eine Übung für dich, die genau dieses Phänomen veranschaulicht.

Nehme dir einen kurzen Augenblick Zeit und lese dir den ersten Schritt der Anleitung durch. Dann führe die

Übung durch. Erst danach solltest du mit Schritt II fortfahren.

Anleitung:

Schritt I

Stelle deine Füße schulterbreit auseinander und drehe dich mit deinen Schultern nach rechts, bis du nicht mehr weiterkommst. Merke dir genau, wie weit du gekommen bist.

Schritt II

Schließe deine Augen und stell dir vor, dass du es diesmal viel weiter schaffst als beim vorigen Versuch und male dir aus , wie gut sich das anfühlt. Denke dir dabei: „Ich kann mich umdrehen und komme so weit wie noch nie!" Nun drehe dich mit geschlossenen Augen mit deinen Schultern erneut nach rechts, so weit, wie du es schaffst.

Mache die Augen auf und sehe dir deinen Fortschritt an.

Stelle diese Übung gerne auch Freunden und Familienmitgliedern vor und sehe dabei zu, was sie für einen Fortschritt machen.

Warum? Ist die Frage, die du dir stellst. An dieser Übung erkennst du, wie sich Gedanken auswirken können. Durch eine positive Einstellung konntest du dich viel weiter drehen als bei dem Versuch davor. Das heißt, du hast dein kognitives Verhalten gesteuert. Dadurch, dass du dir vorgestellt hast, wie weit du kommen kannst, hast du dein Verhalten geändert und dich weiter gedreht als zuvor.

Was genau nützt dir nun dein neues Wissen? Es ist der Schlüssel zu einer erfolgreichen Diät. Indem du dieses neue Wissen anwendest, kannst du schlechte Gewohnheiten ablegen und negative Ansichten eindämmen.

Diese Übung veranlasst natürlich nicht, dass du auf Anhieb alle fiesen Gedanken verlierst oder alle negativen Verhaltensweisen ablegst. Ferner hilft sie dir zu sehen, wie sich eine positive Einstellung auswirkt, und sie soll dich ermutigen, weiter an dir zu arbeiten. Die Übung ist zwar einfach umzusetzen, aber eine dauerhafte Änderung deiner Auffassung tritt nicht von heute auf morgen ein. Deshalb muss viel geübt werden, um fiese Gedanken auch künftig verbannen und die Diät ohne Einschränkungen mit Mut und voller Kraft durchziehen zu können.

Hier habe ich noch einige zusätzliche Tipps für dich, wie man seine Betrachtungsweise positiv beeinflussen kann.

Fangen wir mit der Selbstliebe an.
Selbstliebe, was ist das eigentlich genau? Sich selbst zu lieben, ist das nicht egoistisch? – Nein, auf gar keinen Fall. Denn Selbstliebe zeigt, dass du ein gutes Verhältnis zu dir selbst hast, deinen Körper akzeptierst und mit dir im Reinen bist.

Wenn du beginnst, dich selbst zu lieben, bringt das einige Vorteile mit sich:

- ♥ Du stärkst dein Selbstvertrauen
- ♥ Du wirkst auf andere viel attraktiver, wenn du Selbstbewusstsein ausstrahlst
- ♥ Durch die starke Bindung zu deinem Ich bist du nicht mehr so emotional
- ♥ Du wirst erfolgreicher sein
- ♥ Du kannst dich besser entfalten
- ♥ Du hast mehr Lebensfreude

Hört sich das nicht großartig an?

Im Folgenden fordere ich dich zu einer 7-Tage-Challenge heraus, die dir zu mehr Selbstliebe verhelfen soll!

Tag 1 „Lerne dich kennen"

- ♥ Beschäftige dich mit dir und lerne all deine Bedürfnisse und die großartigen Seiten an dir kennen. Das alles aufzuschreiben ist sehr sinnvoll. So hast du eine Liste, die dir immer wieder aufzeigt, wie wundervoll du bist.

Tag 2 „Love yourself"

- ♥ Schreibe fünf Dinge auf, die du an dir liebst und warum du diese an dir schätzt.

Tag 3 „Tanze dich frei"

- ♥ Mach dir deine Lieblings-Playlist an und tanze drauf los.

Tag 4 „Fühle dich wohl in deiner Haut"

♥ Veranstalte einen Beauty-Tag mit Maniküre, Pediküre und allem, wonach dir gerade ist.

Geheimtipp: Kerzen sind nicht nur für romantische Abende gut, sondern auch für einen gemütlichen Nachmittag allein geeignet.

Tag 5 „Tag des Lobens"

♥ Lobe dich heute besonders viel für all die Dinge, die dir gelungen sind. Aber zeige auch Verständnis, falls heute nicht alles so gut gelaufen ist.

Tag 6 „Verwöhne dich selbst"

♥ Massiere erst mit deiner rechten Hand die linke Körperhälfte und dann mit deiner linken Hand die rechte Körperhälfte. Mache dir dazu entspannende Musik an.

Tag 7 „Last, but not least"

♥ Schreibe fünf Dinge auf, die du neu an dir lieben gelernt hast.

Nicht nur durch Selbstliebe kannst du deine Betrachtungsweise positiver gestalten, sondern auch mithilfe von Meditation. Meditation führt deinen Körper in einen Zustand der Entspannung. Du wirst dir deiner Denkweise und Emotionen bewusst. Zudem kannst du in diesem Ruhezustand einzelne Bedenken besser wahrnehmen.

Bei dieser Beobachtung sollte dein Fokus auf den Themen deiner Überlegungen liegen. Das wird dir dabei helfen, zu erkennen, wie deine Gedanken fließen und sich ausbreiten. Da du deinen Fokus bewusst in bestimmte Richtungen und auf bestimmte Themen lenkst, holst du deine Gedanken aus dem Unterbewusstsein in dein Bewusstsein. Hierdurch kannst du gezielt gegen negative Bedenken vorgehen. Das kannst du tun, indem du dir darüber bewusst wirst, was für ein Schema dein Gedankenmuster hat. Meditation hilft nicht nur gegen fiese Gedanken, sondern auch gegen:

- ♥ Migräne,
- ♥ Rückenschmerzen,
- ♥ chronische Schmerzzustände,
- ♥ Asthma,
- ♥ hohen Blutdruck

… und vieles mehr.

Ziel des Meditierens ist es, deinen Geist zu fokussieren und dich in einen Zustand der Entspannung zu versetzen. Zusätzlich kommen auch deine Gedanken zur Ruhe.
Viele glauben, dass es dabei verboten sei, zu grübeln. Das ist es nicht. Du darfst nachdenken. Jedoch solltest du nicht deine volle Konzentration auf deine Gedanken lenken. Halte keinen Gedanken lange fest. Stelle dir deine Gedanken wie einen fließenden Fluss vor.

Ebenso kommen deine Überlegungen geflossen und du solltest sie weiter fließen lassen. Das Loslassen der Bedenken ist das einzig Wichtige.

Probiere die Meditation doch gleich mal zu Hause aus. Hier habe ich eine Schritt-für-Schritt-Anleitung für dich:

Schritt I

Das Einfachste ist es, du suchst dir eine ruhige Atmosphäre und ziehst dir zum Meditieren bequeme Kleidung an. Also raus aus dem Blazer, Jackett oder auch der engen Jeans und rein in die Jogginghose.

Schritt II

Suche dir einen geeigneten Ort. Dieser sollte dir Folgendes bieten:

- ♥ Ruhe. Das ist das A und O bei der Meditation. Suche dir einen Ort, an dem dich keiner stört.
- ♥ Du solltest dich an diesem Ort wohlfühlen und entspannen können.
- ♥ Schalte dein Handy und andere Geräte, die dich ablenken könnten, während der Meditation aus.

Schritt III

Finde die passende und bequemste Stellung für dich. Viele sitzen beim Meditieren im Schneidersitz oder auf ihren Beinen. Beim Liegen ist die Gefahr sehr groß einzuschlafen, weshalb das Sitzen zu empfehlen ist. Probiere aus, wie es für dich am gemütlichsten ist.

Achte aber darauf, dass du auf einem festen Untergrund und nicht auf dem Bett sitzt. Hier kann ich dir eine Yogamatte oder einen Teppich wärmstens empfehlen.

Schritt IV

Nun kann das Meditieren endlich beginnen. Anfängerinnen und Anfängern schlage ich vor, mit kleinen Meditationsrunden von 5 Minuten zu starten.

- ♥ Schließe die Augen.
- ♥ Konzentriere dich auf deine Atmung.
- ♥ Ein- und Ausatmen. Dabei über die Nase ein- und über den Mund wieder ausatmen.

Drei abschließende Tipps:

- ♥ Es ist vollkommen in Ordnung, mal nichts zu tun und zu meditieren.
- ♥ Erwarte nicht zu viel. Es braucht Übung, bis du in einen tiefen Entspannungszustand gelangst. Bleib am Ball und du wirst es schaffen.
- ♥ Nach dem Meditieren solltest du nicht sofort wieder Gas geben. Lass deinem Körper und deinem Geist Zeit, um wieder im Hier und Jetzt anzukommen.

Bezwinge deine negativen Verhaltensweisen

Im Verlauf des Buches hast du gelernt, dass fiese Gedanken dein Verhalten beeinflussen und das nicht unbedingt zum Positiven. Das heißt, Gedanken können einen schlechten Einfluss auf dein Handeln haben.

Werfen wir einen letzten Blick auf Verhaltensweisen, die sich negativ auf deine Diät auswirken können. Nennen wir sie „negative Verhaltensweisen". Dies ist beispielsweise das Naschen beziehungsweise Frustessen. Es ist eine Leidenschaft oder besser gesagt eine Methode von dir, Stress abzubauen. Da dir diese Leidenschaft bei einer Diät aber im Weg steht, wäre es nützlich, sie abzulegen.

Mit diesem Wissen, dass Gefühle, Gedanken und Verhalten sich gegenseitig beeinflussen, kannst du deine schlechten Angewohnheiten ablegen und erhöhst deine Chance, deine Diät erfolgreich zu Ende zu bringen.

Du kennst deine eigenen negativen Verhaltensweisen nicht und weißt auch nicht, wie du sie herausfinden kannst? Hierzu hilft dir die nachfolgende Liste. Sie soll dir aufzeigen, welches Handeln dich daran hindert, eine Diät erfolgreich durchzuhalten. Ein positiver Nebeneffekt ist, dass sich das Abgewöhnen der negativen Verhaltensweisen nicht nur auf deine Diät auswirken kann, sondern auch auf dein gesamtes Leben.

Negative Verhaltensweisen

- Kein Treffen mehr von Freunden oder Familienmitgliedern
- Tage auf der Couch oder im Bett verbringen
- Kaum rausgehen
- Schlafen: Egal ob zu viel oder zu wenig
- Hobbys nicht mehr nachgehen
- Zu viel oder zu wenig essen
- Übermäßiger Alkoholkonsum
- Risikoreiche Aktivitäten eingehen, insbesondere bei Gefühlsausbruch
- Absichtlich mit anderen streiten, damit man sich von diesen Personen isolieren/distanzieren kann
- Aufschieben von Tätigkeiten

Nachdem du nun weißt, was negative Verhaltensweisen sein können, musst du natürlich auch wissen, wie man diese ablegt. In Kombination mit dem Verbannen der fiesen Gedanken und dem Ablegen der negativen Verhaltensweisen kannst du anfangen, deine Diät zu starten. Dies geht am besten mit einer Art Selbsttherapie. Selbsttherapie hört sich für viele Menschen hart an, meint aber das bewusstere Handeln.

Einfacher gesagt, hilft dir die Selbsttherapie, Zusammenhänge und Wahrnehmungen ins Positive zu verändern und realitätsgerechter zu interpretieren.

Im Folgenden habe ich zwei Methoden für dich zur Übung:

Operante Methode

Durch das operante Verfahren kannst du Verhaltensmuster, die dir bei deiner Diät im Wege stehen, ablegen oder verändern. Negative Verhaltensweisen ziehen immer eine Konsequenz nach sich. Durch die Wiederholung einer Konsequenz bei jedem Auftreten schaffst du es, dein Verhalten zum Positiven zu verändern. Bei diesem Verfahren wird mit Techniken wie Verstärkung, Bestrafung und Löschung gearbeitet.

Verstärkung: Die positive Verstärkung hilft, um ein Verhaltensmuster anzutrainieren. Tritt eine Situation auf, in der das neue Verhalten angewandt werden soll, dann folgt eine Belohnung. Dieser Effekt hilft dir unterbewusst dabei, dass nach dem neuen Verhalten etwas Positives passiert. Dein Unterbewusstsein lenkt dich dahin, das neue Verhalten anzuwenden, um die Belohnung zu bekommen, und legt dabei das Negative ab. Ein solcher Effekt ist nur erfolgreich, wenn die Belohnung dir ein gutes Gefühl gibt. Nehmen wir mal an, es fällt dir schwer, dich zum Sport zu motivieren. Eine Hilfe kann hier sein, dir etwas zu überlegen, was nach dem Sport auf dich wartet und was als Belohnung dient. Etwas, auf das du dich freuen kannst. Wie zum Beispiel: Unternehmungen mit Freunden, vor dem Fernseher entspannen oder ein gutes Buch lesen. So schaffst du dir eine Motivationshilfe, die dich näher an dein Ziel bringt –

eine erfolgreiche Diät. Süßigkeiten zählen allerdings nicht als Belohnung.

Bestrafung: Durch diese Technik kannst du dir negative Verhaltensmuster abgewöhnen. Dabei sind die Techniken das Gegenteil zu den Techniken der Verstärkung. Tritt eine Situation ein, in der dein negatives Verhalten zum Vorschein kommt, folgt direkt darauf eine Bestrafung. Bestrafung hört sich in diesem Fall hart an, meint aber eher einen Austausch von Verhaltensweisen. Du tauschst dein negatives Verhalten gegen ein positives. Hier ein Beispiel: Bei einer Heißhungerattacke greifst du nicht wie gewohnt zu den Süßigkeiten, sondern bereitest dir einen gesunden Snack. Diese gesunden (Zwischen-)Mahlzeiten sollten sättigen, damit erst gar keine neue Heißhungerattacke auftritt. Kleiner Tipp: Süßigkeiten erst gar nicht einkaufen, damit du nicht in Versuchung kommst.

Löschung: die wohl schwierigste Technik von allen. Hier folgt auf das negative Verhalten weder eine Belohnung noch eine Bestrafung. Du ignorierst dein Verhalten ganz einfach. Einfacher gesagt, als getan. Tritt eine solche Situation auf und du verspürst den Reiz, deinen Gelüsten nachzugeben, so musst du Willensstärke zeigen und diesen Reiz ignorieren. Dadurch, dass du das tust, löschst du ihn mit der Zeit.

Konfrontationsmethode

Bei dieser Methode packst du deine Verhaltensmuster an der Wurzel. Dein Verhalten wird zwar unterbewusst von deinen Gefühlen und Gedanken beeinflusst, es wird jedoch erst wieder durch einen Reiz ausgelöst. Als sich das Verhaltensmuster zum ersten Mal gebildet hat, gab es ein Ereignis (Reiz), welches dein Unterbewusstsein abgespeichert hat. Sobald du dem Auslöser begegnest, handelst du immer wieder nach demselben Schema. Das Schwierigste an dieser Methode ist das Erkennen des Reizes. Hierfür musst du dich und dein Verhalten im Alltag bewusst beobachten. Tritt die negative Angewohnheit ein, solltest du überlegen, was genau der Auslöser hierfür war. Sobald du den Reiz kennst, musst du dich ihm aussetzen und bewusst gegen das unterbewusst gesteuerte Verhalten ankämpfen. Das machst du, indem du absichtlich etwas anderes tust. Durch dieses ständige Aussetzen des Reizes lernst du ihn besser kennen und erkennst ihn im Alltag schneller. Das betonte Handeln hilft dir, dein negatives Verhalten abzulegen und dir gleichzeitig ein neues Verhalten anzutrainieren.

Starte deine Diät

Herzlichen Glückwunsch,

endlich hast du deinen Gegner besiegt und kannst mit deiner Diät beginnen. Du hast gelernt, wie sich fiese Gedanken auswirken können, wie sie dein Verhalten beeinflussen und auch wie die Umwelt Druck auf dich ausübt. Nutze die in diesem Ratgeber genannten Übungen und Methoden, um immer wieder an dir zu arbeiten, dich von fiesen Gedanken zu befreien und deine schlechten Verhaltensweisen abzulegen.

Dabei ist es wichtig, dass du dir Zeit gibst. Du wirst deine Gedanken nicht von jetzt auf gleich positiver gestalten können, und natürlich wirst du auch Rückschläge erleben. Aber bitte verzweifle nicht, mach den fiesen Gedanken keinen Platz! Greif einfach zu diesem Buch und lass dir helfen, den richtigen Weg zu finden!

Mit einer positiven Einstellung kannst du viel leichter eine Diät durchziehen und siehst natürlich schon nach kurzer Zeit erste Erfolge. Bleib positiv, verfolge beharrlich deinen Weg und du wirst an dein Ziel gelangen!

Und nun, let's go! Dackel dich schlank! – Oder dackelst du schon?

Sollte dir im Alltag die ein oder andere stressige Situation unterkommen, in der deine fiesen Gedanken dich übermannen und dir das Licht am Ende des Tunnels fehlt, habe ich einen Tipp für dich: Stressabbau.
Stress abbauen kannst du super mit Sport und Yogaübungen. Die Übungen steigern nicht nur deine Glückshormone, sondern auch noch deine Laune. Auf der folgenden Seite findest du Yogaübungen, die du ganz einfach auch ohne große Kunst hinbekommst.

Alle Angaben ohne Gewähr.

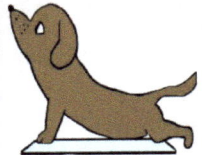

Kobra Pose

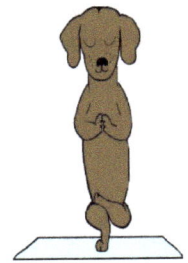

Adler Pose

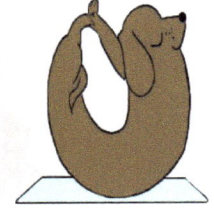

Schleife Pose

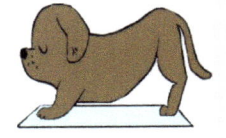

Hinabschauender
Hund